"肺心脑中西医协同"
数字化转型科普丛书

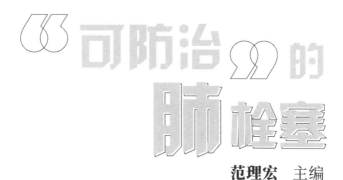

"可防治"的肺栓塞

范理宏　主编

U0251070

同济大学出版社·上海

## 内容提要

　　本书采用图文并茂的方式介绍了肺栓塞急救、肺栓塞预警、肺栓塞康复和护理及肺栓塞预防等知识。旨在同时满足老、中、青年读者的需求，动员全社会的力量来降低肺栓塞的病死率，为改善肺栓塞患者的预后提供更多的专业帮助。

　　本书体现中西医协同理念，并运用数字化技术，帮助读者直接链接专业团队，使科普书突破图书载体的局限性，成为患者与专业团队建立有效联系的工具。

图书在版编目（CIP）数据

　"可防治"的肺栓塞 / 范理宏主编 . -- 上海：同
济大学出版社 , 2022.7
　（"肺心脑中西医协同"数字化转型科普丛书 / 范
理宏主编）
　ISBN 978-7-5765-0297-8

　Ⅰ . ①可… Ⅱ . ①范… Ⅲ . ①肺栓塞－防治－普及读
物 Ⅳ . ① R563.5-49

中国版本图书馆 CIP 数据核字 (2022) 第 128753 号

## "可防治"的肺栓塞

**范理宏** 主编

| | |
|---|---|
| 责任编辑 | 罗　琳 |
| 助理编辑 | 朱涧超 |
| 责任校对 | 徐逢乔 |
| 装帧排版 | 唐思雯 |

| | |
|---|---|
| 出版发行 | 同济大学出版社　www.tongjipress.com.cn |
| | （地址：上海市四平路 1239 号 邮编：200092 电话：021-65985622） |
| 经　　销 | 全国各地新华书店 |
| 印　　刷 | 常熟市华顺印刷有限公司 |
| 开　　本 | 889mm×1194mm 1/32 |
| 印　　张 | 2.5 |
| 字　　数 | 67 000 |
| 版　　次 | 2022 年 7 月 第 1 版 |
| 印　　次 | 2022 年 7 月 第 1 次印刷 |
| 书　　号 | ISBN 978-7-5765-0297-8 |
| 定　　价 | 25.00 元 |

心脑血管疾病和呼吸道疾病极大地威胁着人类的健康。我国每年心脑血管疾病死亡人数已占总死亡人数的 41%，而呼吸道疾病的防控在目前抗疫的形势下显得尤为重要。心脑血管疾病 60% 的病因来自人们的生活方式，需通过医学科普提高公众的健康意识和健康素养。"肺心脑中西医协同"数字化转型科普丛书涵盖了"预警—急救—康复—护理—预防"的中西医健康知识理念，融"科学性、实用性、通俗性、可读性"于一体，由《"猝可防"的心梗》《不烦"脑"的中风》《"可防治"的肺栓塞》《"了不起"的呼吸》四个分册组成。本丛书积极响应《健康中国行动（2019—2030 年）》，帮助广大群众转变就医观念，从"治已病"到"防未病"，同时帮助读者掌握基本的急救知识和技能。

本丛书在内容上，第一，围绕威胁人们生命安全的三大猝死场景介绍自救及他救的急救方法，讲述如何在黄金急救时间内及时有效地挽救生命，做好院前急救的医学科普。第二，大力宣传疾病防治与康复的新理念与新方法，让广大群众掌握科学的养生保健知识和必备的护理康复技能。医学知识科普可以推动健康行为的建立，提升人们的健康意识，推动就医理念的进步，将治疗转变为预防。第三，告知疾病症状及预警，让广大群众认识疾病先兆，了解医院救治通道和最佳救治时机，推动被动医疗转为主动医疗。第四，在现代技术不断发展的当下，医院治疗设备拓展至穿戴式康复设备，为此本丛书对康复的重要性与最佳时机进行了说明，做好院后康复的科普。总的来说，本丛书涉及心梗急救、脑血管意外急救、肺栓塞急救、窒息急救、疾病康复、健康生活方式及重大疾病预防等知识，通过大众喜闻乐见的方式，使老年、中年、青年等不同群体对心、脑、肺等疾病的一般知识能"一看就懂，一学就会，一用就灵"。本丛书可有效提升群众对健康危险因素干预的认知以及应对突发事件的急救能力，助力被动医疗向主动医疗、治疗向预防的转变，最终形成"预警—急救—康复—护理—预防"的全生命周期中西医健康管理体系。

最可贵的是，本丛书积极联动线上线下，构造线下科普书与线上互联网医院相衔接的数字化科普社区。本丛书在每一章中都附有二维码，读者通过扫码可直达同济大学附属上海市第十人民医院（简称"十院"）互联网医院的医护团队，进一步了解有关疾病的预警、康复和护理知识，并与专业团队互动。本丛书运用数字化形式，将书中的疾病场景与专业团队链接，使患者、读者得到及时帮助，使科普书不再只是提供有限知识的载体，而延伸为密切联系患者与医院团队的工具。

为进一步扩大医学科普的辐射面和社会影响力，十院专业团队将以本丛书的出版为契机，深入社区、学校、地铁、机场等人流密集区，打造"基地—社区—家庭"联动的数字化科普传播链条，有效建立中西医协同数字化科普、公益活动与民众素质教育相结合的长效机制。本丛书及相关科普活动致力于满足老年、中年、青年等各类不同读者需求，为广大社会群众普及精准、实用、专业的医学科普知识和全民健康新概念，用实际行动让大众受益，真正发挥"知、信、行"的健康科普效能。

范理宏

2021 年 8 月

随着经济社会的发展，人们对健康的需求已从"能看病""看好病"扩展到"快速康复"和"防复发、少得病"的阶段。

肺栓塞发病隐匿，不容易被早期识别，一旦发病，致死率极高，被医生们称为"沉默的杀手"，一些专家学者也将肺栓塞称为"猝死之王"。同时，肺栓塞在治疗过程中又可能有出血等并发症，治愈后也有复发的风险，对人类健康危害极大。

面对这样一个致死率高、隐匿性强、预后不佳的疾病，出版一本集肺栓塞的"急救—预警—治疗—康复—预防"于一体的全生命周期的科普书显得尤为重要。

本书旨在给民众提供简单可行的肺栓塞急救方法，以期在关键时刻迅速发挥作用，挽救患者的生命；告知肺栓塞症状、预警和疾病先兆，从而帮助潜在患者把握最佳治疗时机，减少恶性事件的发生；中西医相结合，让广大群众了解肺栓塞防治与康复的新理念和新方法，不断推广"治未病"健康理念。争取做到院前—院内—院后科普全阶段覆盖，让群众在任何需要的时候都能用得上。

本书将肺栓塞"急救—预警—治疗—康复—预防"知识与同济大学附属上海市第十人民医院的医疗咨询相结合，帮助读者第一时间找到最专业、最对口的医生。读者通过扫描书中二维码还可以进入医患交流群，在任何需要帮助的环节都尽可能快速地得到精准指导，不再迷茫。本书作为率先向数字化转型的科普图书之一，致力于成为肺栓塞患者贴身的"救命书"。

为了保证编写质量和专业性，本书作者邀请了同济大学附属上海市第十人民医院呼吸病学、介入学、中医学、精神心理学、康复医学及护理领域多位资深专家，共同完成了肺栓塞的症状识别、介入治疗新技术、最新呼吸康复、中西医结合全生命周期防复发、全面的健康处方及家庭护理新进展等重要内容，涵盖了家庭社区和功能社区民众需要了解和掌握的肺栓塞防治健康知识。

民众健康需求的转变，让我们看到了大力发展健康科学普及事业的重要性，科普健康与急救知识是提高民众健康素养、降低因病致残致死率、降低国家医疗支出的重要途径。全民健康托起全面小康，希望本书的出版能够切实为民众健康素养的提高贡献力量。

范理宏

2021 年 8 月

目 录
CONTENTS

第一章

# 肺栓塞急救

01

急性肺栓塞，是临床中十分危重的疾病，它的死亡率可以与急性心肌梗死相当！

## ① 发病原因

肺栓塞的病因为各种原因导致肺血管堵死，静脉血不能及时与氧气进行交换，从而严重影响血液的氧合及患者的血压。如果氧合不够、血压偏低，就会影响血液的循环，使患者出现低氧、低血压，甚至会发生猝死。

## ② 得了肺栓塞怎么办

打120、送胸痛中心、走绿色通道（图1.1）。

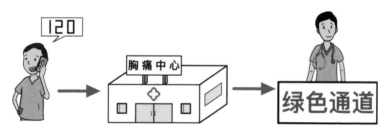

图 1.1 肺栓塞急救流程

### ❸ 人体凝血系统

人体凝血系统包括凝血和抗凝两种功能，正常情况下凝血和抗凝像是一个天平的两端，应保持平衡，失衡时就会发生血栓或出血（图 1.2～图 1.4）。

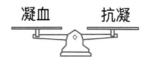

图 1.2 凝血—抗凝的平衡

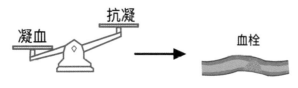

图 1.3 凝血亢进，血栓形成

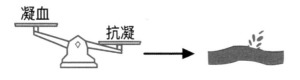

图 1.4 抗凝亢进，易出血

### 4 得了血栓怎么办

治疗的原则：解除栓塞，越快越好！

医生会根据病情评估危险程度，采取溶栓 + 取栓 + 抗凝治疗（图 1.5）。

## 低危——抗凝治疗
## 高危——溶栓 / 取栓治疗

图 1.5 危险程度不同，治疗方法不同

（1）溶栓：高危患者需尽快解除栓塞，因此溶栓常作为重要选择。

▶ **提示：溶栓的出血风险高，用药前必须排除活动性出血。**

（2）取栓：经导管介入 + 外科手术取栓，适用于已经溶栓但效果不佳的高危患者。

①介入治疗：可将栓子吸出或使其变成小碎块进入远端肺动脉，从而开放中心肺动脉，迅速降低肺动脉阻力，明显增加总的肺血流,改善心肺的血液动力学状况及右心室功能(图1.6)。

②手术取栓：开胸手术取栓（图 1.7），创伤较大，使用比例较小。

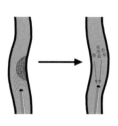

图 1.6 介入取栓

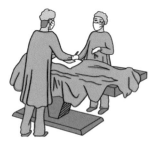

图 1.7 手术取栓

（3）抗凝治疗：促进抗凝机制，缓慢溶解已经形成的血栓，是基础手段。

主要手段是吃药和打针，常用的口服药物包括华法林、利伐沙班、达比加群（图 1.8）；常用的注射药物包括普通肝素、低分子肝素、磺达肝癸钠（图 1.9）。

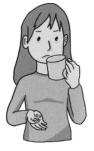
图 1.8 吃药

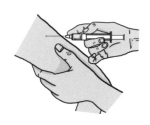
图 1.9 打针

▶ 提示：无论是溶栓还是抗凝，最大的风险都是出血。在医院做任何有创检查，如果你在用抗凝药一定要提前告知医生！

抗凝治疗时间：以 3 个月为单位，经复查和评估，若是血栓溶解了，抗凝治疗可以停止，疗程通常为 6～12 个月；若是仍有一部分血栓不溶解并长期阻塞血管，引起肺动脉高压，导致右心室肥厚以及右心衰竭，此类患者就需要长期抗凝。还有一些合并肺动脉栓塞的肿瘤患者，常常需考虑终身抗凝。

## 第一节 成熟的肺栓塞介入治疗

经导管介入治疗的理论基础是远端肺小动脉的总横截面积是中心肺动脉的 4 倍多，外周肺血管床的容量是中心肺动脉的 2 倍多。介入治疗可将栓子吸出或变成小碎块而使其进入远端肺动脉，从而开放中心肺动脉，迅速降低肺动脉阻力，明显增加总的肺血流，改善心肺的血液动力学状况及右心室功能。

《2014 年欧洲心脏病学会急性肺栓塞诊断治疗指南》指出，对于有溶栓绝对禁忌证或溶栓治疗失败的高危肺栓塞患者来说，经皮导管取栓或碎解大血管的血栓可以替代手术治疗。《急性肺栓塞诊断与治疗中国专家共识（2015）》中提出介入治疗可去除肺动脉及主要分支内的血栓，促进右心室功能恢复，改善症状和存活率。对于有溶栓绝对禁忌证的患者，可以采用介入方法。

目前，临床中肺栓塞介入治疗推荐的适应证是：急性发作（≤ 2 周），血流动力学不稳定，出现低血压和休克（高危以及病情恶化、出现血液动力学变化的中高危患者）；溶栓疗法失败或有禁忌证；开胸手术有禁忌证或术后复发或不愿手术者。由于是有创治疗，因此介入治疗禁忌证同样也需要重视。目前主要的禁忌证包括：存在活动性内脏或颅内出血；近期 (2 周内 ) 有手术或内脏穿刺检查病史，特别是神经外科和眼科手术史；近期曾做过有创的心肺复苏；存在严重感染；未能控制的重症高血压；存在血管造影的禁忌证。

肺动脉栓塞的介入治疗方法有多种，目前常用的主要有以下 5 种方法。

（1）使用抽吸导管进行血栓抽吸：将导管置于肺动脉内的血栓部位，通过连接注射器人工负压抽吸或连接机械设备予以负压抽吸。其特点是使用常规导管，方法简单，易于普及，不足之处是所需时间长。

（2）使用导管、导丝进行血栓碎裂（图 1.10、图 1.11）：临床上多数情况并不能完全清除栓子，而是将栓子变成碎块使其进入远端肺动脉，以迅速解除肺循环的中心阻塞，从而开放主肺动脉，改善肺灌注。这种介入方法省时、快捷、经济，适用于不同直径的肺动脉。

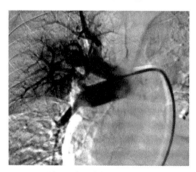 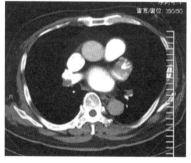

图 1.10 猪尾型导管搅碎右下肺动脉栓子　图 1.11 图中见右下肺动脉充盈缺损

（3）球囊导管扩张碎栓术：当血栓位于肺段动脉水平，且碎栓困难时，可选用外周球囊导管，经挤压作用使血栓碎解，以快速重建肺循环，降低肺动脉压。

（4）支架植入术：如患者合并肺动脉狭窄，必要时行支架植入术。

（5）联合治疗：理论上肺动脉内局部用药比经静脉全身用药效果更好，其起效迅速、剂量较小、降低出血效果更好。

另外，腔静脉滤器置入术（IVC）可用来预防有绝对抗凝禁忌证者和虽经充分抗凝治疗仍再发静脉血栓者的肺栓塞的发生。

关于介入手术的治疗终点，目前认为一旦血流动力学改善后介入治疗就可以终止，并不以造影结果为参照标准。有不少患者治疗后血管造影结果显示改变不明显，但实际的肺动脉血流已得到实质性的改善。

## 第二节　肺栓塞介入治疗新进展

近年来，随着介入放射学的迅速发展，介入器械的不断更新，为急性肺栓塞的治疗开辟了新的途径。早期导管介入治疗对改善不能溶栓治疗的患者的状态和维持血流动力学的稳定有一定的临床意义；在急性肺栓塞患者中，经皮腔内流变血栓清除术是一种很有吸引力的替代溶栓疗法。

（1）动脉导管内局部溶栓术：是一种治疗急性肺栓塞的有效方法，也适用于有溶栓禁忌证的患者，相关的和持续的副作用较少。

（2）经皮腔内流变血栓清除术：利用流变液压导管装置进行血栓流变溶解，主要原理为利用高速喷射盐水在肺动脉内产生涡流及文丘里效应碎栓和除栓。

## 第三节 肺栓塞药物治疗及注意事项

肺栓塞的药物治疗主要包括溶栓和抗凝，目的是缩小或消除深静脉和肺动脉血栓，控制栓塞所致心肺功能紊乱，防治肺栓塞复发及慢性血栓栓塞性肺动脉高压发生。

### 一、溶栓

溶栓治疗适用于急性大面积肺栓塞，尤其适用于伴血流动力学不稳定者。对于急性次大面积肺栓塞，血压正常但超声心动图显示右室运动功能减退或临床出现右心功能不全者亦可溶栓，但最终是否采用溶栓治疗需医生、患者及家属共同权衡利弊后决定。

#### 1. 常用药物

目前常用溶栓药物有纤维蛋白特异性和非纤维蛋白特异性两大类，前者主要指重组组织型纤溶酶原激活物（rt-PA），具有纤维蛋白特异性，其溶栓作用强，半衰期短，出血及过敏反应较少；后者包括链激酶（SK）及尿激酶（UK）等，其溶栓作用较强，但缺乏溶栓特异性，在溶解纤维蛋白的同时也降解纤维蛋白原，易导致严重出血反应。

溶栓结束后每 2～4 小时测 1 次凝血酶原时间 (PT) 或活化部分凝血活酶时间 (APTT)，测量值小于正常值的 2 倍即应开始规范化肝素治疗。

## 2. 治疗时间窗

多为发病后 14 天内。出现症状后 48 小时内溶栓，患者可获最大收益，但对于有症状者，发病后 6 ～ 14 天溶栓仍有益。2022 年《急性肺栓塞多学科团队救治中国专家共识》认为，对于血流动力学不稳定的高危肺栓塞，应立即启动肺栓塞多学科救治团队，并结合溶栓禁忌证和出血风险选择合理的再灌注治疗方式，无溶栓禁忌证者，可立即启动全量静脉溶栓；有溶栓相对禁忌证者，可选择减量静脉溶栓或经导管溶栓（CDT）治疗；有溶栓绝对禁忌证者，可考虑行经导管或外科取栓治疗；溶栓药物起效前有死亡风险的心源性休克患者，应考虑行肺动脉切开取栓术。

## 3. 注意事项

2018 年中国《肺血栓栓塞症诊治与预防指南》指出，肺栓塞严重程度应依据相关早期死亡风险进行个体化评估，建议根据临床特征、右心功能不全表现及心肌损伤标记物等对肺栓塞早期死亡（即住院期间或 30 天病死率）的风险进行危险分级，以"高危""中危""低危"代替以往"大面积""次大面积""非大面积"术语。

溶栓是高危患者的一线治疗方案，中危患者在充分考虑出血风险的前提下可选择性使用，低危患者不推荐采用。

溶栓治疗有出血风险（累计发生率为 13%），其中致命性出血及颅内出血使其应用受到限制。局部溶栓、靶向溶栓的溶栓效率高，出血不良反应小，对全身纤溶系统影响小，应引起重视。

## 二、抗凝

抗凝为肺栓塞的基本治疗方法，适用于不伴肺动脉高压或血流动力学障碍的急性非大面积肺栓塞及溶栓后的序贯治疗，可有效防止血栓再形成和复发。临床疑诊肺栓塞时即应开始行抗凝治疗，确诊后需要溶栓者先停止抗凝。抗凝治疗的禁忌证包括活动性出血、凝血功能障碍、血小板减少、未予控制的严重高血压等。目前常用的抗凝药物包括普通肝素钠 (UFH)、低分子肝素钠 (LMWH) 和华法林。

### 1. 普通肝素钠

起效迅速，作用较强，能快速有效肝素化。对于需快速达到抗凝效果的急性大面积肺栓塞患者、肥胖患者（体重 > 120 kg）、已行创伤手术、肾功能不全或出血风险高的患者，推荐使用 UFH 抗凝治疗。持续静脉泵入比间断滴注法更安全，出血发生率低。首剂负荷量 80 IU /kg 后以 18 IU / ( kg·h) 维持，后以华法林维持治疗。治疗最初 24 小时内每 4～6 小时测定 1 次 APTT，及时调整剂量，尽快使 APTT 达到并维持在正常值的 1.5～2.5 倍。达稳定治疗水平后，改为每天测定 APTT 1 次。维持有效抗凝治疗至少 5 天，患者临床情况稳定后改为口服药物抗凝。应用 UFH 可能引起血小板减少症，故用药后 3～5 天须复查血小板计数，必要时第 7～10 天和 14 天各复查 1 次。患者血小板计数迅速或持续降低 > 30%，或 < $100×10^9$/L 者应立即停用 UFH。

### 2. 低分子肝素钠

与 UFH 相比，LMWH 具有血浆半衰期长、皮下注射方便、生物活性高、剂量效应关系容易预测等优点。一般根据患者体重给药，皮下注射每天 1 ～ 2 次，对过度肥胖者或孕妇宜监测血浆抗 Xa 因子活性并据以调整剂量。LMWH 的出血和血小板减少症发生率低于 UFH，一般无需监测血小板数量，疗程 > 7 天者需每隔 2 ～ 3 天检查 1 次。LMWH 由肾脏清除，对于肾功能不全，特别是肌酐清除率 < 30 mL/min 者慎用，必要时减量应用并监测血浆抗 Xa 因子活性。UFH 或 LMWH 一般连用 5 ～ 10 天至患者临床情况平稳，对于大面积肺栓塞或髂、股静脉血栓，上述两药至少应用 10 天或更长时间。

### 3. 华法林

华法林属香豆素类口服抗凝剂，为维生素 K 拮抗剂 (VKA) 的代表药。华法林起效慢，一般在上述两药用后第 24 ～ 48 小时加用（需与两药至少重叠应用 4 ～ 5 天），初始剂量为 3.0 ～ 5.0 mg/d。国际标准化比率 (INR) 连续 2 天达 2.0 ～ 3.0 或 PT 值延长至正常值 1.5 ～ 2.5 倍时，停用 UFH 或 LMWH，单独口服华法林并维持 INR 或 PT 值在上述范围（部分无诱因者 3 个月后可降低 INR 目标值在 1.5 ～ 1.9）。抗凝疗程因人而异，一般推荐特发性肺栓塞及继发于可逆危险因素者需至少 3 个月的 VKA 治疗，此后根据风险获益评估决定是否行长期抗凝治疗。首次发作且出血风险低及复发但无诱因的肺栓塞患者，均推荐长期抗凝治疗；肺栓塞合并肿瘤者应使用 LMWH 3 ～ 6 个月，然后长期使用 VKA 或 LMWH 直至肿瘤治愈。长期接受抗凝治疗者 INR > 3.0 时出血危险增大，应停服抗凝剂，口服或注射维生素 K(1 ～ 2 mg)，有严重出血者应静脉注射维生素 K 和新鲜血浆凝血酶原复合物。对于妊娠期合并肺栓塞者,UFH 或 LMWH 不能透过胎盘,对胎儿无影响;而 VKA 可通过胎盘,可导致胎儿出血,还有潜在致畸危险,可能造成流产或死胎,故妊娠前 3 个月及产前 6 周禁用华法林;产后抗凝治疗应至少持续 3 个月,VKA 在母乳中分泌极少,可用于哺乳期妇女。

**4. 新型抗凝药**

(1) 磺达肝癸钠:属生物合成的戊糖,为肝素衍生的新一代抗凝剂。可选择性抑制凝血因子 Xa,起效快、生物利用度高、药代动力学稳定,比 LMWH 有更好的药效学特性和生物活性,不引起血小板减少,出血并发症少,已用于临床预防术后静脉血栓栓塞症 (VTE)。

(2) 艾屈肝素钠(Idraparinux):属长效戊糖,可间接抑制凝血因子 Xa,与华法林疗效相似,已用于 VTE 和深静脉血栓 (DVT) 的防治。

(3) 希美加群(Ximelagatran):属新型口服凝血酶抑制剂,通过直接抑制凝血酶活性发挥抗凝作用。

(4) 重组水蛭素:抗凝作用优于 UFH,不引起外周血小板减少,适用于伴血小板减少或 UFH 致血小板减少症的肺栓塞患者,血小板数升至 $100\times10^9$/L 时可更换为华法林。

## 第四节 怀疑肺栓塞怎么办

首先需要确认自己是否为肺栓塞高危人群:不是每个患者都要考虑肺栓塞,只有高危患者才需要格外注意肺栓塞风险,当患者有以下情况（图 1.12）时，属于易栓患者，应考虑行 D- 二聚体检查。当 D- 二聚体偏高时，可进行 CT 肺动脉造影（CTPA 检查）；同时可通过肺栓塞可能性评分表对患者进行评估（表 1.1）。诊断流程可根据患者血流动力学是否稳定分为高危肺栓塞诊断流程和非高危肺栓塞诊断流程（图 1.13、图 1.14）。

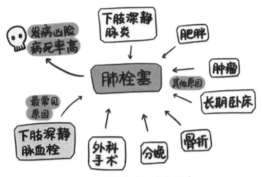

图 1.12 肺栓塞常见高危因素

表 1.1 肺栓塞可能性评分表

| 简化 Wells 评分 | 计分 | 修订版 Geneva 评分 | 计分 |
|---|---|---|---|
| PTE 或 DVT 病史 | 1 | PTE 或 DVT 病史 | 1 |
| 4 周内制动或手术 | 1 | 1 个月内手术或骨折 | 1 |
| 活动性肿瘤 | 1 | 活动性肿瘤 | 1 |
| 心率（次 / 分）≥ 100 | 1 | 心率（次 / 分）在 75~94 | 1 |
| 咯血 | 1 | 心率（次 / 分）≥ 95 | 2 |
| DVT 症状或体征 | 1 | 咯血 | 1 |
| 其他鉴别诊断的可能性低于 PTE | 1 | 单侧下肢疼痛 | 1 |
| | | 下肢深静脉触痛及单侧下肢水肿 | 1 |
| 临床可能性 | | 年龄 >65 岁 | 1 |
| 低度可能 | 0~1 | 临床可能性 | |
| 高度可能 | ≥ 2 | 低度可能 | 0~2 |
| | | 高度可能 | ≥ 3 |

注 : PTE 为肺血栓栓塞症 ; DVT 为深静脉血栓形成。

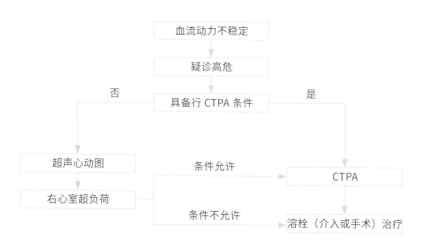

图 1.13 高危肺栓塞诊断流程

注 :CTPA 为 CT 肺动脉造影。

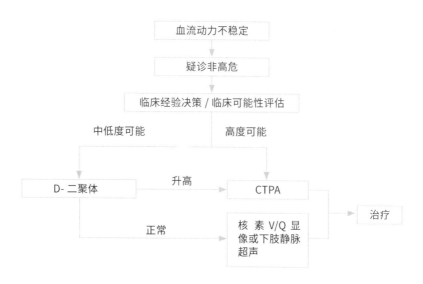

图 1.14 非高危肺栓塞诊断流程

注 :CTPA 为 CT 肺动脉造影 ;V/Q 为肺通气 / 灌注比值。

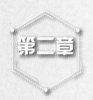

第二章

# 肺栓塞症状预警早识别

### 1 什么是肺栓塞

肺栓塞是以各种栓子阻塞肺动脉或其分支为发病原因的一组疾病或临床综合征的总称（图 2.1、图 2.2）。

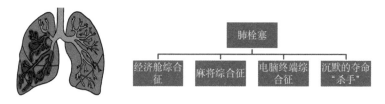

图 2.1 肺栓塞                         图 2.2 肺栓塞别名

肺栓塞包括肺血栓栓塞、脂肪栓塞、羊水栓塞、空气栓塞、肿瘤栓塞（图 2.3）。

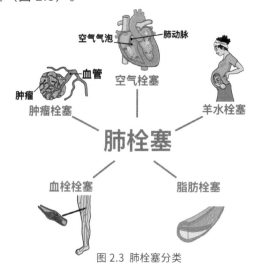

图 2.3 肺栓塞分类

其中最高发的就是血栓栓塞，深静脉（如腿部深静脉）血栓形成后血栓脱落，随着静脉流到心脏，停留在肺动脉，导致肺栓塞（图2.4）。

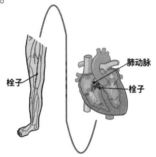

图 2.4 肺血栓栓塞如何形成

引起肺血栓栓塞的血栓主要为深静脉血栓。这实质上是一种疾病过程在不同部位、不同阶段的表现，二者合称为静脉血栓栓塞症。

### 2 肺栓塞形成三要素

即静脉血流缓慢、血管内皮损伤、血液高凝状态，一旦存在三要素中的任何一个，静脉血栓栓塞症就有可能潜伏在体内（图2.5）。

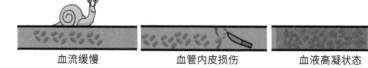

血流缓慢　　　　　血管内皮损伤　　　　　血液高凝状态

图 2.5 肺栓塞形成三要素

**3** **肺栓塞的预警信号/症状有哪些**

肺栓塞的预警信号/症状包括呼吸困难（气急、气喘、气不够用）、咯血、胸背部疼痛、晕厥、心悸心慌、惶恐不安、濒死感、单侧肢体肿痛、休克（图2.6）。此外，还有很多肺栓塞患者表现为猝死。

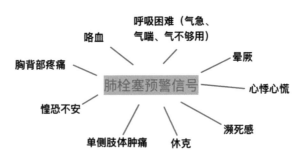

图 2.6 肺栓塞预警信号

**4** **肺栓塞是导致晕厥和猝死的重要病因**

肺栓塞时会突发严重缺氧、脑供血停止、心脏骤停，从而引发晕厥、猝死（图2.7、图2.8）。

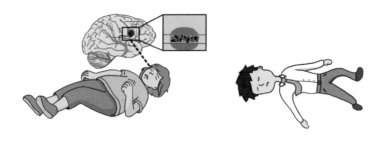

图 2.7 晕厥　　　　　　　　图 2.8 猝死

**5 肺栓塞三联征**

肺栓塞三联征是指呼吸困难、胸痛和咯血（图 2.9）。

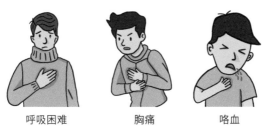

| 呼吸困难 | 胸痛 | 咯血 |

图 2.9 肺栓塞三联征

**提示：** 并不是所有的肺栓塞患者都会出现这三个症状哦！

**6 肺栓塞常见的高危因素**

下肢深静脉血栓、下肢深静脉炎、肥胖、肿瘤、长期卧床、近期手术、骨折、分娩等均为肺栓塞的高危因素（图 2.10）。

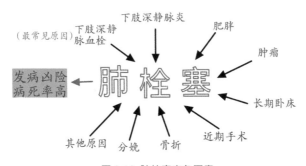

图 2.10 肺栓塞高危因素

其中，近期卧床超过 3 天、近 4 周内做过大手术、各种原因导致动得少（使得血液流动减缓）都是深静脉血栓形成的诱因（图 2.11）。

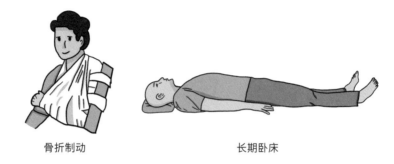

骨折制动　　　　　　　　　　长期卧床

图 2.11 深静脉血栓形成的诱因

**7** **以下情况需要警惕肺栓塞**

当出现两条腿不一样粗、术后突然单侧腿痛、术后突发氧饱和度降低时都要警惕肺栓塞的发生（图 2.12 ～图 2.14）。

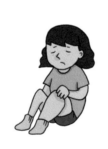

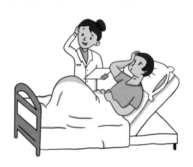

图 2.12 两条腿不一样粗　　　　图 2.13 术后突然单侧腿痛

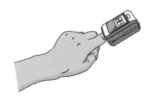

图 2.14 术后突发氧饱和度降低

## 8 怀疑肺栓塞该怎么办

如果有危险因素、有症状、D- 二聚体高，需要及时就医，做进一步检查，明确有无肺栓塞（图 2.15）！

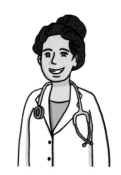

图 2.15 怀疑肺栓塞及时就医

**知识拓展** D- 二聚体：是一种血液检查指标，增高多提示血液处于高凝状态，只要机体血管内有活化的血栓形成，D- 二聚体就会升高。心肌梗死、脑梗死、肺栓塞、静脉血栓形成、手术、肿瘤、弥散性血管内凝血、感染及组织坏死等均可导致 D- 二聚体升高。

## 9 如何确诊肺栓塞

目前常用的有 CT 肺动脉造影（图 2.16）和同位素肺通气 / 灌注扫描（图 2.17）检查，前者快速方便一目了然，后者耗时略长。

## 10 CT 肺动脉造影介绍

往血管中打入造影剂，正常的肺动脉中会显示造影剂填充，而有栓塞的肺动脉中，造影剂会有缺损（图 2.16）。

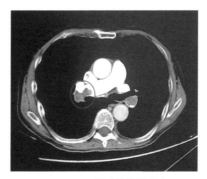

图 2.16 CT 肺动脉造影检查

提示：因为造影剂从肾脏代谢，因此肾功能不全的患者打造
影剂有风险；此外，对造影剂过敏的患者也不能做此项检查。

11 同位素肺通气 / 灌注扫描介绍

该检查是使同位素标记的物质分别经静脉注射和气雾吸入
两个途径进入人体，对比肺灌注（血流）和肺通气是否匹配从
而做出诊断（图 2.17）。

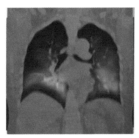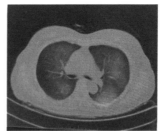

图 2.17 同位素肺通气 / 灌注扫描

提示：该项检查费用较昂贵，且开展此类检查的医院较少。

**12 肺动脉栓塞的其他辅助检查**

以下辅助检查可以帮助临床医生诊断。

（1）心电图：一部分肺栓塞影响患者心脏时，可以通过心电图帮助诊断（图2.18）。

（2）心脏彩超：一部分肺栓塞患者心脏结构会发生变化，心脏彩超可以看见肺动脉增宽、右心室功能不全，甚至可以看到心脏内的栓子（图2.19）。

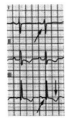
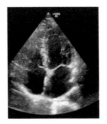

图 2.18 急性肺栓塞心电图　　　图 2.19 心脏彩超

**13 如何评估病情是否严重**

低危：血压正常、心超正常、心肌酶正常。

中危：血压正常，心肌酶提示心肌损伤。

高危：血压＜90/60mmHg，持续15分钟以上。

提示：病情严重程度的评估是贯穿疾病全过程的，在治疗过程中病情随时有突然加重、恶化的可能。

## 第一节 肺栓塞是怎么发生的

我们如何理解肺栓塞相关概念专业术语呢？下面这段文字中关于"栓子"的解释非常重要。

血液是流动在人的血管和心脏中的一种红色不透明的黏稠液体。血液由血浆和血细胞组成，血浆中有凝血因子，血细胞受凝血因子调节。任何导致血液凝血因子异常或血细胞异常的疾病都可以促使血液凝固即血凝块（血栓）形成。此时，血液从流动的液体状态变成不能流动的胶冻状凝块。例如：慢阻肺患者缺氧可以诱导红细胞数量生成增多，从而造成血液中血细胞组成改变、血栓形成；癌症可以导致患者凝血因子生成增加，促进血栓形成。血凝块（血栓）是最常见的"栓子"，还有一些少见情况，如：血液中出现脂肪滴阻塞小血管，称为脂肪栓塞（fat-embolism），脂肪栓塞的栓子常来源于骨折（骨髓中的脂肪组织）、皮下脂肪组织严重挫伤和烧伤，这些损伤可导致脂肪细胞破裂释出脂滴，由破裂的血管进入血液循环引起脂肪栓塞，"脂滴"就是一种"栓子"；羊水栓塞，是指在分娩过程中羊水突然进入母体血液循环引起急性肺栓塞的严重的分娩期并发症，由于羊水中的有形物质（胎儿胎毛、角化上皮、胎脂、胎粪）和促凝物质进入母体血液循环，形成"栓子"。

生活中，我们经常听到"某人因心梗突然死亡了"。冠状动脉是心肌的供血血管，由于某些诱因致使患者冠状动脉内形成血凝块（血栓），血栓突然阻塞冠状动脉管腔，导致心肌缺血坏死，这个过程被称为心肌梗死（简称心梗）。从心梗概念描述中可以知道，心梗是血栓堵塞了冠状动脉血管造成的。同理，肺的缺血坏死叫"肺梗死"，肺梗死就是肺动脉被栓子堵塞后引起的肺组织出血和坏死。最常见的肺动脉栓子是血凝块（血栓），血栓可以是下肢深部静脉血管内的血栓，也可以是肺血管本身的血栓。肺血管堵塞得越严重对患者而言就越危险，如肺动脉主干部位完全堵塞，或者双侧较大的分支血管完全堵塞，往往危及生命，但少量的小血管堵塞一般不会危及生命，除非病情进一步发展造成大血管堵塞。

## 第二节 肺栓塞的症状预警

急性肺栓塞常引起突发的呼吸困难、胸膜炎性胸痛（呼吸时胸背痛），偶尔可引起咯血。尚未形成肺梗死时，胸闷和呼吸困难可能是唯一症状。胸闷持续，无法缓解，呼吸频率会加快，表现为心动过速、惶恐不安甚至惊恐发作，高龄患者可能以精神状态改变为首发症状。大面积肺栓塞可能导致低血压、心动过速、轻度头痛、晕厥或心脏骤停。

部分急性肺栓塞患者也可有深静脉血栓形成的症状，如疼痛、肢体肿胀、下肢或手臂的红肿热痛。人体气血快速失衡，所有的组织细胞有氧呼吸产能下降，其中心肺脑等重要脏器对能量 ATP 的需求供给失衡更为突出。

慢性肺栓塞的临床表现较急性肺栓塞更缺乏特异性，往往以慢性肺动脉高压和右心负荷过重的形式出现，如活动性呼吸困难、易疲劳、数月至数年后发生的外周水肿，更易误诊，且病死率高（表 2.1）。

表 2.1 肺栓塞临床表现

| 症状 | 体征 |
| --- | --- |
| 呼吸困难及气促 (80% ~90% ) | 呼吸急促 (52% ) |
| 胸膜炎性胸痛 (40% ~ 70% ) | 哮鸣音 (5% ~9% )；细湿啰音 (18% ~51% )；血管杂音 |
| 晕厥 (11% ~ 20% ) | 发绀 (11% ~35% ) |
| 烦躁不安、惊恐甚至濒死感 (15% ~55% ) | 发热 (24% ~43% )，多为低热，少数患者可有中度以上的发热 (11% ) |
| 咳嗽 (20% ~ 56% ) | 颈静脉充盈或搏动 (12%~20%) |
| 咯血 (11% ~30% ) | 心动过速 (28% ~40% ) |
| 心悸 (10% ~32% ) | 血压变化，血压下降甚至休克 |
| 低血压和（或）休克 (1% ~5% ) | 胸腔积液体征 (24% ~ 30% ) |
| 猝死 (<1% ) | 肺动脉瓣区第二心音亢进 (P2 >A2) 或分裂 (23% ~42% )；三尖瓣区收缩期杂音 |

注：本表引自中华医学会呼吸学分会肺栓塞与肺血管病学组 . 肺血栓栓塞症诊治与预防指南 [J]. 中华医学杂志，2018，98(14):1060-1087.

## 第三节 哪些人容易患肺栓塞

气血平衡是维持人体健康的前提条件，因为人体生命活动所需能量（ATP）只有在气血充足的情况下才能正常维持供给，没有充足的氧和营养物质，组织细胞中的线粒体就无法通过有氧呼吸制造足够的能量维持正常的生命运转。有五大类人群易患肺血栓栓塞性疾病，他们都伴随着气血失衡和不同程度的线粒体功能障碍。

第一，有静脉血栓性疾病的患者。血栓性静脉炎、静脉曲张等疾病都可能导致静脉血栓形成，而静脉血栓是引发肺栓塞的一大元凶。

第二，有内科基础疾病的患者。如高血压、高血脂、糖尿病患者；有慢性心衰或呼吸衰竭的患者；在 3 个月内曾经发生过房颤、房扑、心梗的患者；有肾病综合征、骨髓增生性疾病、巨球蛋白血症等疾病的患者。这些患者的血液处于高凝状态，容易形成肺栓塞。

第三，近期做过手术或有外伤病史的患者。近期做过全髋关节置换、膝关节置换，做过关节镜、腹腔镜手术、介入手术等大型手术的患者，他们的血管内皮细胞容易受到损伤。如果病情进一步发展，可能会导致肺栓塞形成。

第四，有肿瘤疾病的患者。肺栓塞的危险因素之一就是恶性肿瘤，肿瘤的类型不同风险也不一样，相对来讲，胰腺、颅脑、肺、卵巢和血液系统恶性肿瘤导致肺栓塞的风险会更高一些。在进行化疗、放疗期间，风险会更高。

第五，即使正常人久坐不动也会发生肺栓塞。生命在于运动，久坐久卧均有伤于气，中医讲的"气"与西医所讲的血液循环相通，伤气则有伤于人体组织细胞的能量代谢平衡，组织细胞的能量失衡必定造成局部或全身的疾病状态。但在快节奏的生活工作中，每日坐在办公室工作数小时对于很多年轻的上班族已是常态，更有甚者，每个月有一半以上的时间是在飞机或是在高铁、火车旅途中，此类人群肢体活动减少，且局部环境中空气干燥，饮水量也不足，致血液黏稠、循环速度减慢，容易形成血栓（图 2.20）。另外，每日大量流汗的体力劳动者，还有一些口服避孕药物的年轻人也容易因血液黏稠导致血栓形成。

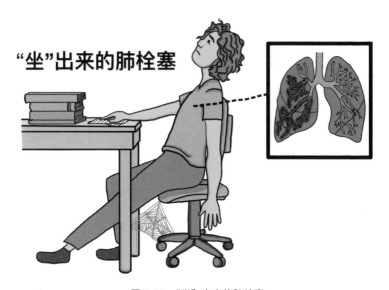

图 2.20 "坐"出来的肺栓塞

第三章

# 肺栓塞救治后的
# 康复和护理

03

肺栓塞患者的康复以修复损伤的血管内皮，提高减慢的血流速度，降低血黏度为目标。

**1 肺栓塞患者的呼吸康复法——增能呼吸法**

第一步：选一个舒适的坐姿，并保持背部挺直。闭眼，专注于呼吸的节奏（图 3.1 A）。

第二步：用鼻子深而缓地吸气 5 秒钟，提起锁骨，均匀地呼吸（图 3.1 B）。

第三步：用嘴缓慢呼气 5 秒钟，收紧腹部的肌肉，降低锁骨，缩小胸腔（图 3.1 C）。

循环重复 5 秒钟吸气—5 秒钟呼气的过程。

以上的方法可以极大地提高机体血液的含氧量，帮助细胞进行有氧呼吸。

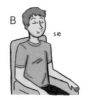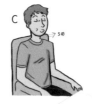

图 3.1 增能呼吸法

如果需要参加呼吸康复治疗，可以扫描以下二维码，预约许纲教授团队门诊。

**② 肺栓塞患者如何赋能血管——线粒体能量补充法**

修复血管内皮、提高血流速度、降低血黏度是肺栓塞康复的核心，增能呼吸法可以改善缺氧，从而降低血黏度，同时增加线粒体的 ATP 产量，推进血流速度。血管内皮的修复就需要线粒体靶向修复，血管作为高需能器官，更加需要线粒体能量支持，帮助恢复血管健康（图 3.2）。

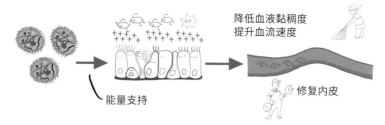

图 3.2 线粒体能量补充法

**③ 肺栓塞患者如何吃**

肺栓塞患者的饮食应以蔬菜和优质蛋白质为主，宜食用蛋白质、维生素及纤维素含量较高的清淡易消化的食品（图 3.3）。

提示 1: 保持大便通畅对肺栓塞患者十分重要，大便不畅用力大便极易导致血栓脱落，发生危险。

提示 2: 牢记高脂饮食和富含维生素 K 的食物可以干扰抗凝药物如华法林的药效，如卷心菜、菜花、莴苣、绿萝卜、洋葱、鱼肉等。因此，在口服抗凝药物期间应减少或避免食用富含维生素 K 的食物和蔬菜。

肺栓塞患者病愈后多出现气短、咳嗽等症状，中医饮食养生法可有效改善不适症状。养生膳食如下所述。

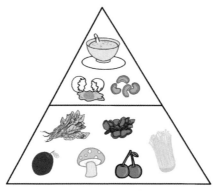

图 3.3 饮食结构

（1）拌芦笋：芦笋 400 克，开水中煮沸，捞出加白糖、醋、盐、味精、麻油，拌匀服食，有清热泻火作用，用于发热咳血者。

（2）银耳鸽蛋羹：银耳 50 克，用水煮烂，加鸽蛋 10 个，冰糖适量，同煮沸，服食，有补肺止咳的功效，用于干咳便秘者。

（3）百合薏仁羹：干百合 30 克（研粉），薏苡仁 100 克，冰糖适量，加水共煮成羹，每日晨服，用于肺虚久咳，面白气短者。

### 4 肺栓塞患者要有的良好生活习惯

肺栓塞患者在日常生活中要养成勤喝水、戒烟、适量运动、保证充足睡眠不熬夜的好习惯（图 3.4）。此外，要特别注意以下 3 点。

（1）补充水分：最重要的是努力补充水分，尤其是长期处于空调环境中的人群，每小时最好补充 200 毫升的水，避免引用含有酒精及咖啡因的饮料，在补充水分的同时稍加运动，避免久坐。

（2）活动下肢：每小时要做 3 ～ 5 分钟的脚部运动，包括脚尖、脚趾及膝盖运动（图 3.5）。

（3）乘坐交通工具避免久坐：登上交通工具后切勿只顾坐着或睡觉（图 3.6）；自行开车时应每 2 ～ 3 小时下车活动肢体；乘飞机时则定时起身活动。

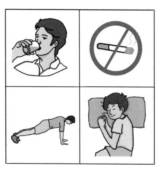

图 3.4 良好的生活习惯

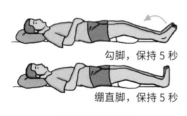

勾脚，保持 5 秒

绷直脚，保持 5 秒

图 3.5 活动下肢

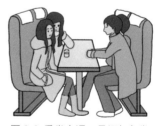

图 3.6 乘坐交通工具切勿久坐

### 5 肺栓塞患者的康复锻炼

（1）勾脚：坐立或躺卧时有意识地做"勾脚"动作，增加小腿肌肉的收缩（图 3.7）。

（2）推胸：用一手的手掌平放在同侧胸部的乳头上方，斜行向下推擦，途经前胸正中两乳头之间，推向对侧的胁肋部（图 3.8）。

（3）开胸：用第 2—4 指的掌面由上向下推抹前胸正中线，自璇玑经膻中直至中庭，或两手相叉用手掌在胸前推擦（图 3.9）。

（4）按揉膻中穴：用手掌大鱼际部或示指、中指指腹按揉两乳头之间的膻中穴（图 3.10）。

（5）按揉肋间隙：用中指指腹由内向外、由上向下依次按揉各肋间隙（图 3.11）。

（6）拿胸肌：两臂交叉于胸前，拇指置于腋前，示指和中指置于腋下，捏拿胸大肌肌腱（图 3.12）。

（7）拍胸：用虚掌或空拳轻轻拍击胸部（图 3.13）。

（8）震胸：手掌紧贴胸壁，进行摇震（图 3.14）。

（9）擦胁：两手掌置于两胁，然后向前下推擦（图 3.15）。

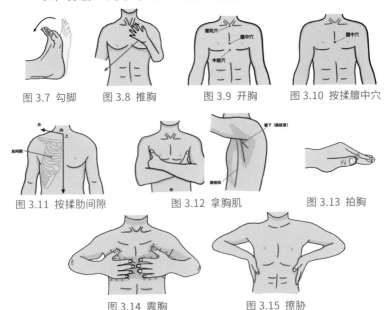

图 3.7 勾脚　　图 3.8 推胸　　图 3.9 开胸　　图 3.10 按揉膻中穴

图 3.11 按揉肋间隙　　图 3.12 拿胸肌　　图 3.13 拍胸

图 3.14 震胸　　图 3.15 擦胁

**6 抗凝患者生活中需要注意什么**

抗凝患者最需要关注的就是有无出血，并且尽量避免容易导致出血的行为。

（1）针灸、刮痧、按摩、剧烈运动都应避免，按摩后挤压有血栓脱落的风险，有血管栓塞、血栓、斑块的患者都应当避免按摩。

（2）时刻记住刷牙、剃胡子、挖鼻子都要动作轻柔，避免局部破损出血。如有咳嗽症状，需要尽早就医，避免腹腔压力过高导致内脏出血。

（3）痔疮出血，大便发黑、带血，出现皮肤瘀斑，突发头痛、胸痛、腹痛都需尽早就医（图3.16）。医生会判断上述病因，同时作出对应的治疗，必要时医生也会调整抗凝药物的使用。

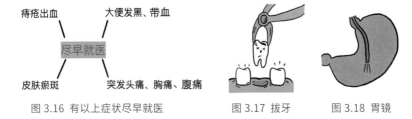

图 3.16 有以上症状尽早就医　　　图 3.17 拔牙　　　图 3.18 胃镜

**7 抗凝患者需要拔牙（图3.17）、胃肠镜检查（图3.18）、支气管镜检查、外科手术怎么办**

华法林：停药1周，并且复查常规凝血功能，若指标正常，可有创操作。

利伐沙班、达比加群酯：停药5天后较安全。

低分子肝素：停药3天后较安全。

如需康复咨询，请扫描以下二维码，
预约范理宏教授团队门诊

# 第一节 肺栓塞后的康复指导

肺栓塞患者多数有一定的基础病因，且栓塞后对肺功能有不同程度的影响。因此，康复是非常有必要的，下面介绍几种常用的肺栓塞康复方法。

## 一、呼吸训练器

呼吸训练器是一种安全可靠，操作简单的呼吸训练器具。它具有加强呼吸道功能，改善呼吸肌耐力及肺活量，有效促进肺部扩张，改善及预防肺部膨胀不全与并发症的作用（图 3.19）。

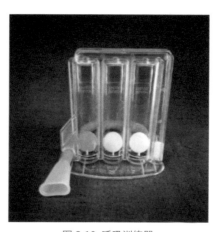

图 3.19 呼吸训练器

### 1. 操作方法

（1）调整为坐姿，保持上半身直立方式进行训练，并尝试使自己处于最舒服的使用状态。

（2）将呼吸训练器垂直平放在与眼同高的位置。

（3）平缓地调整呼吸。

（4）含住咬嘴，缓慢吐气到底后再以最大力量、快速持续地均匀吸气，使训练器内的球体升起，并于吸气后屏 3～5 秒，维持球体上升状态。

（5）松开咬嘴，缓缓地将气体排出，在每次深呼吸后调整呼吸，每次可进行 10～15 次呼吸训练。

**2. 注意事项**

（1）使用前检查并清洁训练器。

（2）将管路与训练器接口连接，并确保装置处于密闭状态。

（3）需要在清醒时练习，若感到头晕不适，及时停止练习。

（4）呼吸训练器仅供单一患者使用，以避免交叉感染。咬嘴及管路使用后以温水清洗并晾干。

## 二、呼吸体操

（1）平稳呼吸：坐位，双手叉腰，背部靠在椅背上，肩部及全身肌肉放松，平稳地进行呼吸练习。

（2）静力性呼吸：坐位，一手放胸前，一手放背后，做腹式呼吸（即吸气时挺腹，呼气时收腹）。

（3）躯干动力性呼吸：坐位，自然吸气，呼气时躯干前倾，双手自然下垂。

（4）加压呼吸：坐位，两臂上举吸气，双手叉腰，大拇指朝后，其余四指压住肋骨底部，躯干前倾呼气。

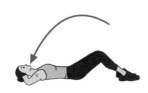

图 3.20 仰卧起坐

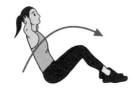

图 3.21 仰卧卷腹

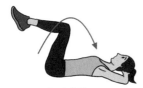

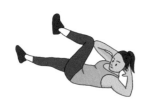

图 3.22 仰卧侧卷腹

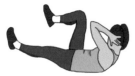

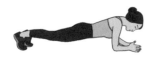

图 3.23 平板支撑

（5）压胸呼吸：坐位，吸气时两臂外展，呼气时两臂相抱靠至胸廓，压胸低头。

（6）肢体动作性呼吸：坐位，两手侧平举吸气，一腿向腹部屈曲，两手围抱呼气。

（7）行走呼吸：走2步，吸气1次，再走5步，呼气1次。

### 三、锻炼腹肌

**1. 仰卧起坐**

将双手放于耳旁，仰卧抬起上半身或者仰卧举起双腿至胸前。不停歇连续做15～20次，完成后休息1分钟为一组。每周做3次，每次做3组（图3.20）。

**2. 仰卧卷腹**

仰卧，大腿与小腿保持90°，双脚打开与肩同宽，双手交叉搭在肩部，呼气时头部肩胛骨抬离地面，吸气时还原（图3.21）。

**3. 仰卧侧卷腹**

仰卧，大腿与小腿保持90°，双脚打开与肩同宽，双手张开放于耳旁，呼气时头和肩胛骨抬离地面，同时转体，右侧转向左膝位置，左侧转向右膝位置（图3.22）。注意手臂不要用力抱头，避免给颈椎造成压力，同时抬起时控制肌肉用力动作，不要过分僵硬。

### 4. 平板支撑

俯卧，小臂和脚尖接触地面，挺胸收腹，沉肩，保持头部、背部、臀部和脚跟在同一直线上。注意身体的稳定性，腰椎不要过分向下沉（图 3.23）。

## 四、有氧训练

### 1. 游泳

游泳是一种安全有效无不良反应的有氧运动锻炼方式，它可以促进血液循环，使收缩压下降，提高血管弹性，提高肺活量，提高呼吸系统的功能，提高肌肉的力量与协调性，增强人体免疫能力。

**注意事项：** 下水前要先做准备活动，热身 10 ～ 15 分钟，活动关节及各部位肌肉。忌空腹。游泳时间不宜过长，一般不宜超过 1.5 小时。泳后可以适当补充运动饮料，进行放松训练等，以恢复体力。

### 2. 传统医学与肺康复

除了上述现代康复技术以外，肺栓塞患者还可以通过传统中医的推拿、太极拳等方法，促进肺部康复训练。太极拳运动的特点是在皮质中枢的调控下，以有节律的肌肉活动保证深而慢的呼吸，可明显提高机体氧摄入量，此为太极拳运动主要的保健康复功能之一，也是太极拳运动对慢性呼吸系统疾病防治功效的关键。太极拳既可进行身体锻炼，还可配合呼吸康复训练，更好地改善肺功能。同时太极拳可以疏通经络，扩张胸腔，缓解胸闷与气血受阻的情况，圆活畅通，吐故纳新，促进全身血液循环，使肺部得到锻炼，恢复肺功能，提高患者生活质量。

中医认为，宗气具有推动肺脏以司呼吸、贯通心脉以行血液等作用，影响全身多方面的生理功能。在人体中，宗气是由自然界吸入的空气和由脾胃运化吸收的水谷精气，结合而成汇聚于胸中之气。胸部推拿法是在胸胁部施以推擦等推拿手法，促进宗气贯通，集养生保健和防治疾病为一体的一种自我保健方法。早在先秦时代的《管子·霸形》中就有"纫胸"（自摩其胸）的记述，说明当时用推拿手法来减轻胸部病痛已极为普遍。帮助肺栓塞患者推拿胸部可增强其呼吸功能，促进血液循环，宣散郁滞之气血，有助于患者病情好转。具体操作方法见本书第 35 页"肺栓塞患者的康复锻炼"。

## 第二节　呼吸康复

呼吸康复是一种多学科与个体化相结合的综合干预措施，贯穿呼吸疾病患者的整个治疗与恢复过程，呼吸康复是在全面评估患者状态的基础上制订个性治疗方案，包括但不限于锻炼、健康教育和行为改变，旨在促进全身线粒体的功能并改善呼吸道疾病患者的生理和心理状况。通过呼吸康复锻炼，能够加强人体血液循环和组织细胞有氧呼吸能力，促进线粒体产能提升，加速康复。

**1. 呼吸训练和能量节省管理**

呼吸是有最佳方法的，呼吸训练可以帮助机体提升线粒体产能能力，加速恢复健康。具体可以参考本系列丛书之《"了不起"的呼吸》。这里简单介绍一下增能呼吸法（Metronomic 呼吸法）。

第一步：选一个舒适的坐姿，并保持背部挺直。可以采用莲花坐的姿势，或者其他任何舒适的坐姿、睡姿，手掌朝上。闭上眼睛，意识专注于呼吸的节奏。

第二步：用鼻子深吸气，深而缓地吸气，不用猛劲。首先让横膈下降，腹部鼓起；然后提起锁骨，让胸腔扩张。把呼吸时间调整好，尽量维持吸气过程 5 秒钟，不屏气，直到感觉肺部充满了气体。

第三步：用嘴缓慢地呼气，收紧腹部的肌肉来帮助气体排出、不要用猛劲，感觉到自己的锁骨下降，胸腔的气体被呼出，腹部回缩，胸腔缩小。尽量维持呼气过程 5 秒钟，不屏气。

循环重复这个 5 秒钟鼻子吸气—5 秒钟用嘴呼气的过程。

**2. 步行锻炼**

步行锻炼是一种最常见、最简便易行的有氧运动方式。步行锻炼不仅能得到精神上的愉悦感，还有助于睡眠，具有增强精力和体力等功效。

（1）运动量选择：小强度运动可以缓解呼吸困难等症状，较大强度运动可以显著提高身体功能（表 3.1）。

表 3.1 10 分钟步行体力评价表

| 级别 | 体力等级 | 时间 / 分钟 | 步行距离 / 米 |
|------|---------|-----------|-------------|
| 1 | 优秀 | 10 | 1200 以上 |
| 2 | 良好 | 10 | 1000 ~ 1199 |
| 3 | 中等 | 10 | 800 ~ 999 |
| 4 | 较弱 | 10 | 600 ~ 799 |
| 5 | 弱 | 10 | 600 以下 |

（2）注意事项：步行运动时，要注意姿势和动作。全身放松，抬头挺胸收腹，目视前方，两臂自然摆动，身体重心落在脚掌前部，呼吸自然。时间一般以清晨和傍晚为佳。每次 30 分钟，每周 3 次。

### 3. 抗阻训练

抗阻训练的主要目的是训练人体的肌肉。对患者肌肉力量和强度的改善具有一定的帮助，并且很少引起呼吸困难，更容易被患者所接受。

（1）扩胸运动：将手臂抬高，两手平举成一水平线，双手握拳摆在胸前，并试着用力使手臂往后拉伸，手臂拉伸时要吐气，放松时要吸气（图 3.24）。

（2）推墙运动：站立，身体倾斜面向墙壁，靠双手推离墙面，保持脚部离墙的距离不变（图 3.25）。

（3）深蹲练习：站立双脚与肩同宽，双腿弯曲，膝盖不超过 90°，并重复练习（图 3.26）。

（4）弓步练习：双腿大步分开站立，后腿伸直，前腿弯曲至大腿与地面平行，交替双腿练习（图 3.27）。

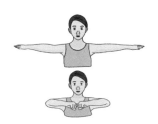

图 3.24 扩胸运动

### 4. 心理干预

如果存在心理、睡眠障碍，建议接受专业的心理干预，减少焦虑、抑郁症状，改善睡眠质量。

### 5. 营养支持

医生会根据每个患者的具体营养状况、病情程度、能量消耗状态，规划患者饮食，确定碳水化合物、蛋白质、脂肪摄入量，制订相应食谱。

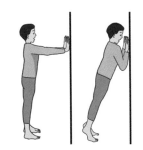

图 3.25 推墙运动

### 6. 戒烟指导

戒烟是最具有成本效益的措施，将显著降低肺部疾病发展和恶化的风险。具体干预说明：行为干预包括个人咨询、团体咨询、电话咨询和（或）自助、书面材料相结合。药物疗法主要有尼古丁疫苗、尼古丁替代疗法等。综合干预是药物疗法和行为治疗的结合。

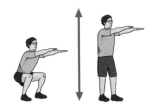

图 3.26 深蹲练习

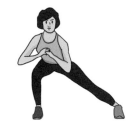

图 3.27 弓步练习

## 第三节 血管细胞康复——线粒体能量补充法

线粒体是细胞中制造能量的细胞器，是细胞进行有氧呼吸的主要场所，其为细胞生命活动提供 95% 的能量。所以线粒体又有"细胞动力工厂"之称。

血管细胞线粒体的支持治疗包括：①保温；②补充线粒体合成 ATP 所需的营养物质，如 Mg、维生素 $D_3$ 等；③补充线粒体呼吸链或电子传递链中的关键酶，如辅酶 $Q_{10}$、硫辛酸等；④补充线粒体抗氧化防御系统中的关键物质，如胆碱、谷胱甘肽等；⑤补充线粒体膜上的关键受体物质，如褪黑素、络氨酸、硒等；⑥停止接触破坏线粒体的危险因素，如熬夜、酗酒、抽烟等行为。这每一个环节对于线粒体的功能都十分重要，都需要系统化的检测和评估。

靶向修复线粒体可以帮助血管内皮细胞修复，降低血流的摩擦力，加上线粒体修复后 ATP 的产量增加，血流也会更加通畅。只有对细胞赋能，才能从根本上防治血栓。

## 第四节 日常活动与规律运动指导

健康的生活方式既能促进人体血液循环和有氧呼吸，也能维持人体"能量工厂"线粒体的正常工作。因此，我们常常通过各种方法（如运动、睡眠调节、呼吸法锻炼、营养调节、中医保健等）来调节能量代谢平衡，从而达到维持健康的目的。

在日常生活中，为了预防和治疗肺栓塞，需控制体重、保持心情舒畅，进行适当的身体锻炼，勿久坐或长时间下蹲。若工作较忙，没有时间运动，可以有意识地做"勾脚"动作，增加小腿肌肉收缩。也要避免长时间坐飞机、汽车或火车，长途旅行时要多饮水、多活动下肢，放松鞋带或穿拖鞋可减少对脚踝血管的压迫，减轻下肢水肿。此外，肥胖是引起肺栓塞的危险因素之一，有效控制体重有利于减少肺栓塞的发生。

若处于肺栓塞治疗期间，需绝对卧床休息 2～3 周，床上活动时不能突然坐起，不要过度弯曲下肢，更不能挤压、按摩患肢，以防血栓脱落，造成再次肺栓塞。治疗期间需服用大量抗凝药物，因此在日常生活中，应避免受伤和出血，如刷牙时应用软毛牙刷；衣服应柔软舒适，少穿或不穿紧束的衣服。吸烟的患者应戒烟，因为香烟中的尼古丁可使末梢血管收缩，血流减少，导致血管内膜变化，引起胆固醇沉着，加重病情，不仅如此，它还会影响抗凝药物的代谢，危害极大。

## 第五节 睡眠与心理管理

健康的体魄需要良好的睡眠，人的一生中有三分之一的时间是在睡眠中度过的，充足良好的睡眠可保障高效的工作效率和高水平的生活质量。睡眠不足会提高肺栓塞的患病风险，而良好的睡眠有助于肺栓塞的康复。

## 一、睡眠与免疫

拥有良好的睡眠是免疫系统正常运作的前提。长期缺乏睡眠会导致人体的免疫力降低，主要是免疫系统中起重要作用的白细胞吞噬能力、自然杀伤细胞和淋巴细胞的活性降低，从而导致人体对外界病菌抵抗力的下降。

## 二、睡眠与激素

睡眠紊乱会导致激素分泌紊乱。激素参与调节身体的许多过程，包括生长、发育、繁殖、应对压力、代谢和能量平衡等。睡眠减少会导致饥饿激素分泌增加，瘦素分泌减少。这会增加饥饿感，推动机体摄取更多热量，增加对脂肪和含糖食物的渴望，导致体重增加，相应疾病的风险也随之增加。

## 三、睡眠与情绪

睡眠的昼夜节律与情绪相关。日照的长短会影响人体昼夜节律，导致情绪变化，如冬季日照时间较短地区的人群，易患季节性抑郁。日常生活中可以通过改善昼夜节律来调节情绪与睡眠。褪黑素是引导人体入睡的一种激素，体内褪黑素浓度越高，睡意越浓。而光照对人体分泌褪黑素有直接影响，在光照刺激减弱时，体内合成分泌褪黑素的水平增高，反之则分泌减少。因此，睡不着时可以让自己处于一个黑暗的环境中，从而增加睡意。需要注意的是，电子设备屏幕发出的光线主要为蓝光，它会直接影响褪黑素的释放，进而影响身体对昼夜节律的感知。

## 四、睡眠与记忆

睡眠会帮助大脑将人们的日常经历转换为记忆。当人进入深度睡眠时，大脑神经元会长出新的突触，加强神经元之间的联系，从而巩固和加强记忆。

## 五、如何正确睡眠

其实睡眠的关键核心也由线粒体掌控。昼夜节律是控制睡眠的最高指令，昼夜节律的真正主导者是视交叉上核和松果体线粒体。

保证良好睡眠，需要保持规律、稳定的作息。具体的措施包括：白天要多接触室外的自然光，以减少褪黑素分泌，使大脑处于清醒状态；晚间则需调整不良睡前活动，睡前 2 小时不宜有强度较大的运动，入睡前减少使用电子产品的时间，避免过多蓝光照射，促进褪黑素正常分泌，从而引导入睡。此外，可以尽量营造舒适的睡眠环境与氛围，比如使用柔和的灯光、保持适宜睡眠的温度（23℃～25℃）以及使用软硬合适的床品，睡前也可进行适当放松活动，如听轻音乐、拉伸身体、冥想等。

一般睡眠时长只要达到适合自己正常生活工作的程度即可，不用刻意追求达到几小时。睡眠状况偶有波动是正常的，保持良好心态，对偶尔的睡眠不佳不用过于忧虑。在建立健康睡眠习惯的同时，也要关注处理可能引起睡眠问题的相关因素，比如学习正确应对压力、合理管理情绪等，必要时应及时就诊寻求帮助。睡眠与心理彼此相互作用，改善睡眠质量对促进身心健康具有重要意义。同样，保持心理健康也会促进良好睡眠。

## 第六节 饮食建议

预防及治疗肺栓塞需要合理的饮食结构，主要在于控制总能量的供给，以及补充线粒体产能所需物质。

宜食用蛋白质、维生素及纤维素含量较高、清淡易消化的食品，少食用油腻、高胆固醇、速溶性和易发酸的食物，禁食坚硬食物和辛辣等刺激性食物。在饮食调理上要以防燥护阴、滋阴润肺为基本原则。许多食物有利于防止血栓形成，应提高其在饮食组成中的比例，此类食物包括玉米油、花生油、豆类、木耳、紫菜、海带、燕麦、芝麻等。同时，蔬菜、水果及谷物中有较多的维生素种类以及各种氨基酸，尤其是维生素 $B_6$、维生素 C、色氨酸、亮氨酸等，对预防血栓有益。

从中医的理念来看，肺栓塞患者多为肺气本虚，葱、姜、桂皮、八角、辣椒等辛辣香燥之品灼伤津液，不宜多食；动物油、羊肉、狗肉、熏烤及油炸食品等热性食物应尽量忌食。

多饮水可以降低血液黏稠度、增加血流速度。可适量饮茶，如每日喝绿茶或红茶，可使抗氧化能力明显提高。当出现便秘时，可食用利于排便的瓜果食物，如香蕉、火龙果等，避免便秘时腹腔压力突然增高而使深静脉血栓脱落。

若处在肺栓塞的溶栓和抗凝治疗期间，高脂饮食和富含维生素 K 的食物（如卷心菜、菜花、莴苣、绿萝卜、洋葱、鱼肉等）可以干扰抗凝药物如华法林的药效。因此，在口服抗凝药物期间应减少或避免食用富含维生素 K 的食物。

## 第七节　肺栓塞患者的护理重点

### 一、患肢的护理

急性期患者需要绝对卧床静养，抬高患肢，下肢用弹力袜保护，松紧合适，为了避免出现栓子二次脱落的情况，禁止按摩下肢或者针刺、热敷等刺激性行为。治疗 14 天后进行适当的下床运动，促进预后。

### 二、生命体征的监测

密切监测生命体征，采取半卧位姿势休息，并进行低流量氧气吸入。出现肺水肿的患者，要采取加压给氧措施改善呼吸困难的情况。抗凝治疗期间，若出现头痛、血尿、血管穿刺处出血或神志紊乱等症状，及时告知医护人员。

### 三、出血倾向的观察

肺栓塞患者的咯血症状，多在梗塞后 24 小时内发生。要注意观察皮肤黏膜有无出血点、有无鼻出血及牙龈出血等情况。为预防出血，不能挖鼻，选用质软的牙刷刷牙，防止碰伤抓伤，不能用力咳嗽，以免引起咯血。

### 四、再栓塞的预防

急性肺栓塞治疗后 1 周内可能再发肺栓塞，因此这期间患者应绝对卧床休息，肢体制动，以防止栓子再脱落，避免发生更危险的栓塞。

## 五、抗凝治疗护理

抗凝治疗可以防止血栓进一步发展，抗凝治疗方案为注射低分子肝素钠，同时口服华法林或利伐沙班，用药期间学会自我护理方法以预防出血。

## 六、降低血液黏稠度的指导

多饮水，防止血液浓缩，但合并肺心病者，每日饮水不能超过 1500 毫升；有高脂血症、糖尿病等导致血液黏稠度增高的患者应积极治疗原发病。

## 七、心理护理

肺栓塞患者可有胸痛、呼吸窘迫以及濒死感，护理人员会以亲切的态度和柔和的语言安抚患者，辅以语言沟通和肢体安抚，来减轻患者恐惧、焦虑等负面情绪。患者也应试着自我调节情绪，以防止加重血管痉挛。

## 八、健康宣教

可以参加社区健康宣教干预活动，比如健康大讲堂、宣传图册、影音视频等多了解一些疾病的知识。同时做到按时服药，定期复查，抗凝剂有时要终身服用，切不可擅自停药。

## 九、肺栓塞四大高危人群的护理要点

### 1. 老年慢性阻塞性肺疾病的护理指导

注意观察咳嗽、咯痰的情况，痰液量、色、性状变化提示病情转归。咯大量黄痰，提示有肺部感染存在；而痰中带血或咯血，提示病情严重或有结核空洞存在；大量脓痰突然减少，不易咯出，且出现发热或全身症状加重，提示痰液阻塞在支气管内，气道阻力增加，应及时通知医生，进行抢救。密切观察有无胸痛及咯血，若在原有胸闷、气促基础上突然胸痛、咯血或短暂晕厥要高度怀疑并发肺动脉栓塞，应立即监测生命体征，尤其是血压、血氧饱和度情况，若出现血压及血氧饱和度下降要及时通知医生（图 3.28）。

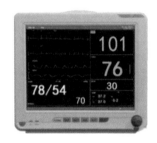

图 3.28 血氧饱和度 76%，提示缺氧

### 2. 癌症患者的护理要点

（1）静脉穿刺指导：肺癌化疗患者的化疗周期较长，多数化疗药为静脉用药，可能引起静脉炎，严重者会导致栓塞性静脉炎，在化疗过程中，肿瘤细胞崩解，且血液呈高凝状态，也存在易栓塞因素。大部分肺栓塞由血栓引起，且 90% 的血栓来自下肢。因此，对于化疗周期长，而且需多次输化疗药物的患者，进行静脉穿刺时要尽量配合医生，避免双下肢的穿刺，避免同一部位反复穿刺，尽量提高一次性穿刺成功率。

（2）护理观察要点及肢体活动指导：密切观察输液血管颜色、

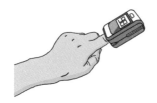

图 3.29 指脉氧监测

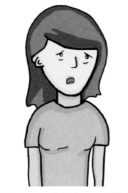

图 3.30 面色苍白，口唇发绀

温度等变化，防止药物外渗；发生下肢疼痛、肿胀、压痛时绝对卧床休息，每日测量双下肢周径，并做好记录；避免诱发血栓脱落的活动。在化疗过程行下肢功能锻炼，定时变换体位，保持双下肢高于心脏水平。化疗过程中穿弹力袜，使用气压治疗，下肢活动要循序渐进，避免突然下蹲或起立。

**3. 感染性疾病患者的护理指导**

若有明显感染迹象，则需每天监测 4 次体温，如体温异常及时报告医生；观察呼吸频率、节律、指脉氧（图 3.29），以及时发现呼吸衰竭；保持呼吸道通畅，配合护士吸痰，防止坠积性肺炎或肺不张；详细观察皮肤的色泽、温度和湿度，观察面色有无苍白、口唇和甲床有无发绀（图 3.30）；若有胸部憋闷、胸痛等不适，及时告知医生。

**4. 健康人群经济舱综合征的预防指导**

如果出现下肢肿胀、疼痛，或者一侧下肢水肿时（图 3.31），要注意可能发生了深静脉血栓（图 3.32）。如果出现了活动时呼吸困难、喘气时胸痛或上腹痛，或突然出现少量咯血甚至晕厥、休克时要警惕可能发生了肺栓塞。当出现上述症状后，一定要减少活动，及时就诊，以免栓子进一步脱落。

（1）补充水分：若长时间处于空调环境中，每小时最好补充 200 毫升的水，避免摄入含有酒精及咖啡因的饮料，同时通过补充水分来改变坐姿。

（2）活动下肢：每小时要做 3～5 分钟的脚部运动，包括脚尖、脚趾及膝盖运动。登上交通工具后切勿全程坐着和睡觉；自驾时应每 2～3 小时下车活动肢体；乘飞机时则定时起身活动。

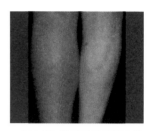

图 3.31 双下肢不对称水肿

### 5. 中医情志调护

中医认为七情受损可能导致气血逆乱，进而损伤脏腑，引起疾病。情绪乐观，七情反应适当，当悲则悲，当怒则怒，悲而不消沉，怒而不过，则有利于病情康复。可以结合个人兴趣爱好调节自身情绪，多想一些开心的心情，减少忧虑等情绪。

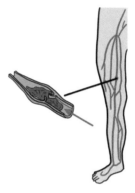

图 3.32 下肢血管血栓形成

"以情移情"，通过看电视、听音乐、听收音机、参加适量的社会活动等方式转移注意力，避免将过多注意力集中在疾病上，从而减轻抑郁、紧张等情绪，保持心情愉悦，使紊乱气机得以调整，气血疏通。

"以情养情"，让家属参与疾病管理，有了家属的陪伴、安慰、鼓励、沟通，也能以更加积极乐观的态度看待疾病。

第四章

# 全生命周期治未病，防栓塞

肺栓塞是可以有效预防的，不同年龄人群的预防各有侧重。

### 1 年轻人

多喝水、勤走动、改变避孕方式、保持最佳体重、适量运动，保证线粒体产能的充足原料和最佳环境。

提示：补充线粒体能量是保护血管内皮健康的关键，经常运用增能呼吸法增加血液含氧量、加速血流，制订健康科学的饮食避免血黏度更高等都是很好的预防肺栓塞的办法。

### 2 老年人

避免久坐打麻将等活动；长期卧床者可用气垫床，护理中勤翻身；静脉炎（图 4.1）患者可穿弹力袜、用静脉泵；肿瘤患者要及时治疗（图 4.2）。

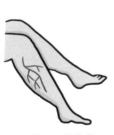

图 4.1 静脉炎　　　　　　　　　　图 4.2 肿瘤患者及时治疗

### 3 内科住院患者

恶性肿瘤患者、有静脉血栓病史、卧床 3 天以上的患者都需积极采取措施预防肺栓塞。

### 4 外科住院患者

外科住院患者中，有以下情况者，需要积极预防肺栓塞：1 个月内发生过脑卒中；急性脊髓损伤，瘫痪超过 1 个月；75 岁以上，经历过大手术；有血栓或肺栓塞病史或家族史；患有恶性肿瘤；有多发创伤；BMI $> 30kg/m^2$。

如需进一步咨询，请扫描以下二维码，预约范理宏教授团队门诊

## 第一节 全生命周期健康理念

"全生命周期"健康管理，是对个体或群体从胚胎到死亡全生命周期的健康，进行全面监测、分析评估，提供咨询和指导，对健康危险因素进行干预的全过程。世界卫生组织对健康的定义是躯体健康、精神健康和社会适应能力完好。具体到个人，健康的定义还包括健康及危险因素监测、评估、服务干预。

2020 年 6 月，习近平总书记在主持召开专家学者座谈会并发表重要讲话时强调，要推动将健康融入所有政策，把全生命周期健康管理理念贯穿城市规划、建设、管理全过程各环节。

与无基础疾病患者相比，有慢性疾病的患者，在感染突发传染病时，住院和死亡的概率都要高出数倍。呼吸疾病的预防和管理越来越成为重要的健康课题，全生命周期中的健康关切也越来越受到关注。

## 第二节 全生命周期的肺栓塞预防

肺栓塞往往起病急、发展快，短期死亡风险很高，属于临床急危重症，常需紧急处理。临床上，肺栓塞易漏诊或误诊，其症状表现与其他疾病易混淆。防止肺栓塞发生，要有早期识别危险因素和早期预防的理念。一切影响人体正常血液循环和细胞有氧呼吸的因素都会破坏血管内皮，减缓血流速度，造成肺栓塞的复发，这些因素都将打乱人体细胞线粒体能量代谢的平衡状态，导致局部或全身器官的失能而出现相应的症状。

不同年龄及不同体质的人群在预防肺栓塞时的措施不同。

年轻人中有手术或外伤史的，应尽早活动下肢，必要时由医生根据病情需要预防性使用抗凝药物。久坐或久站，如长时间坐办公室或乘坐交通工具长途旅行，导致活动量减少等，则应加强下肢肌肉活动，促进血液循环。多喝水防止血液黏稠也非常重要。肥胖、血脂异常、口服避孕药、有恶性肿瘤病史，以及先天性凝血因子异常的患者都是高危人群，也应给予对症治疗和预防。

老年人常伴有血管基础疾病及血液成分异常，且鉴于肺栓塞的栓子绝大多数来自下肢深静脉或右心腔的血栓，所以防止血管内皮损伤，纠正血液高凝状态，防治血流动力学紊乱（如血流淤滞和心房纤颤等）是预防肺栓塞的关键。具体预防参考措施如下：①避免输入对静脉壁有刺激的药物，早期拔除静脉插管，积极治疗静脉曲张；②长期卧床者应避免腘窝下垫枕，在床上适当做下肢的主动活动和咳嗽动作，穿长筒弹力袜或采用充气长筒靴来间歇压迫下肢，鼓励早期下床活动；③积极治疗高凝、高黏血症；④积极治疗下肢深静脉的血栓，包括溶栓、抗凝甚至手术治疗；⑤有外周血栓的患者尤其要保持排便顺畅；⑥纠正心房纤颤等。

## 第三节    肺栓塞治疗后预防复发的自我预警和健康监测

肺栓塞在治愈后，可能因患病高危因素未去除或抗凝治疗疗程不足等原因诱发肺栓塞再发，那么应如何针对肺栓塞复发进行健康监测和预防呢？

### 1. 严密观察生命体征变化

如再次出现深呼吸时胸痛加重、呼吸困难、咳嗽、憋喘、出汗和烦躁不安时，应及时就诊评估是否复发。

### 2. 氧饱和度检测

密切观察吸氧效果，观察缺氧纠正程度，进行血氧饱和度的监测，血氧饱和度低于 90% 时，常常出现心电图 T 波倒置，胸片可见盘状肺不张或小片阴影，肺动脉增粗等。

### 3. 抗凝溶栓治疗后续密切观察

注意观察溶栓治疗后有无出血和再栓塞的发生，注意牙龈、皮肤黏膜、大小便颜色，有无头痛、呕吐、意识障碍等出血症状。尽量减少注射类侵入性操作，以免引起皮下瘀斑和出血。遵医嘱使用抗凝药物如华法林，在治疗过程中可能因剂量过大导致出血，也可能因剂量不足导致再栓塞。

### 4. 保持呼吸道通畅

及时咳痰，以防痰液阻塞，如痰液黏稠可接受超声雾化吸入，有舌后坠时，可用喉咽管解除呼吸困难。

### 5. 注意观察双侧下肢

下肢静脉病变患者应多观察四肢尤其是下肢有无红肿热痛或不对称肿胀。

## 第四节　中医养生之道

中医认为，胸腔为心肺所在之处，肺主气，心主血脉。肺栓塞为肺脉阻滞，气血运行不畅所引起，因此肺栓塞患者应采取健康的生活方式以补益肺气，改善呼吸道症状，同时通利血脉，预防再发。肺栓塞痊愈后多出现胸闷、气短、咳嗽等肺气不足的表现，通过健身养生法可增加心肺功能，活动身体以促进气血循环，防止血栓再次形成。

### 一、中医导引扩胸健肺

五禽戏中鸟戏可增强呼吸功能，提高人体平衡能力，强心气。具体操作为：一足立地，两臂张开作鸟飞状。然后取坐位，下肢伸直，弯腰用手摸足趾，再屈伸两臂各 7 次。

八段锦中"左右开弓似射雕"可舒肝气，畅肺气，通过扩胸伸臂增强胸胁部和肩臂部肌力，加强呼吸和血液循环。具体

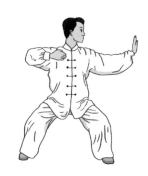

图 4.3 八段锦

操作为：直立，左足跨出一大步，身体下蹲作骑马式，两臂在胸前交叉，右臂在外，左臂在内，眼看左手；然后左手握拳，食指翘起向上，拇指伸直与食指呈八字撑开；接着左臂向左推出并伸直，头随而左转，眼看左手食指，同时右手握拳，展臂向右平拉作拉弓状。动作复原后左右互换，反复数次。如配合呼吸，则展臂及拉弓时吸气，复原时呼气（图 4.3）。

六字气诀功法指吹、呼、唏、呵、嘘、呬调气养生法，待太阳升起，做一些有助于阳气升发的深呼吸运动以恢复肺功能。这里以"嘘"字诀为例进行简单介绍，具体操作为：取立姿或坐姿，怒目瞪睛，以"嘘"字诀（默念"嘘"字，不出声），缓缓吐尽胸中浊气，然后双目微开，口轻闭，缓缓鼻吸清新之气。也可在练习时配合一些肢体活动，呼气前，先将双手平置小腹，随"嘘"呼气而曲肘上提，至胸前向左右两侧弧形打开，掌心向上，与肩平齐，于呼气尽缓慢恢复原状。

## 二、中医药茶药膳养肺

### 1. 补肺养生饮

（1）橄榄罗汉果茶：取橄榄 30 克，罗汉果 1 个，加清水煮沸，饮汤，有止咳化痰的作用。

（2）贝母桑叶饮：川贝母 6 克，桑叶 10 克，加水煎煮取汁，加冰糖溶化后代茶饮，功能清热润肺，止咳化痰，用于痰少不易咳出。

（3）杏仁菊花茶：杏仁、菊花各 10 克，加水煎煮取汁，代茶饮，功能清热润肺，疏风止咳，用于干咳痰少、发热、头痛。

（4）大海瓜子饮：胖大海 2 枚，生冬瓜子 15 克，加水煎煮取汁，代茶饮，功能清咽利喉，消肿通便。

（5）梨汁、藕汁、鲜芦根汁、荸荠汁、麦冬汁，可不拘时服，有生津止咳作用。

### 2. 养生药膳方

（1）银耳鸽蛋羹：银耳 50 克，水煮烂，加鸽蛋 10 个，冰糖适量，同煮沸，服食，有补肺止咳的功效，适用于干咳患者。

（2）百合薏仁羹：干百合 30 克（研粉），薏苡仁 100 克，冰糖适量，加水共煮成羹，每日晨服，用于肺虚久咳，面白气短者。

参考文献
REFERENCE

[1] 葛均波，徐永健，王辰 . 内科学 [M].9 版 . 北京：人民卫生出版社，2018.

[2] 颜德馨，夏翔 . 中华养生大全 [M]. 上海：上海科学技术出版社，2001.

[3] 尤黎明，吴瑛 . 内科护理学 [M].6 版 . 北京：人民卫生出版社，2017.

[4] 中华医学会呼吸学分会肺栓塞与肺血管病学组 . 肺血栓栓塞症诊治与预防指南
[J]. 中华医学杂志，2018，98(14):1060-1087.

[5] 中华医学会外科学分会 . 中国普通外科围手术期血栓预防与管理指南 [J]. 中华外
科杂志 . 2016，54(5):321-327.

[6] 冯凤，李平，牟善芳，等 . 中医情志护理路径干预对中风患者负性情绪的影响 [J].
齐鲁护理杂志，2014，20(19):13-15.

[7] 中国临床肿瘤学会肿瘤与血栓专家共识委员会 . 肿瘤相关静脉血栓栓塞症的预防
与治疗中国专家指南（2015 版）[J]. 中国肿瘤临床，2015，42(20):919-991.

[8]Lyman G H, Carrier M, Ay C, et al. American Society of Hematology 2021
guidelines for management of venous thromboembolism: prevention and
treatment in patients with cancer[J]. Blood Adv, 2021,5(4):927-974.

[9]Kearon C, Akl E A, Ornelas J, et al. Antithrombotic therapy for VTE disease:
CHEST guideline and expert panel report[J]. Chest, 2016,149(2):315-352.